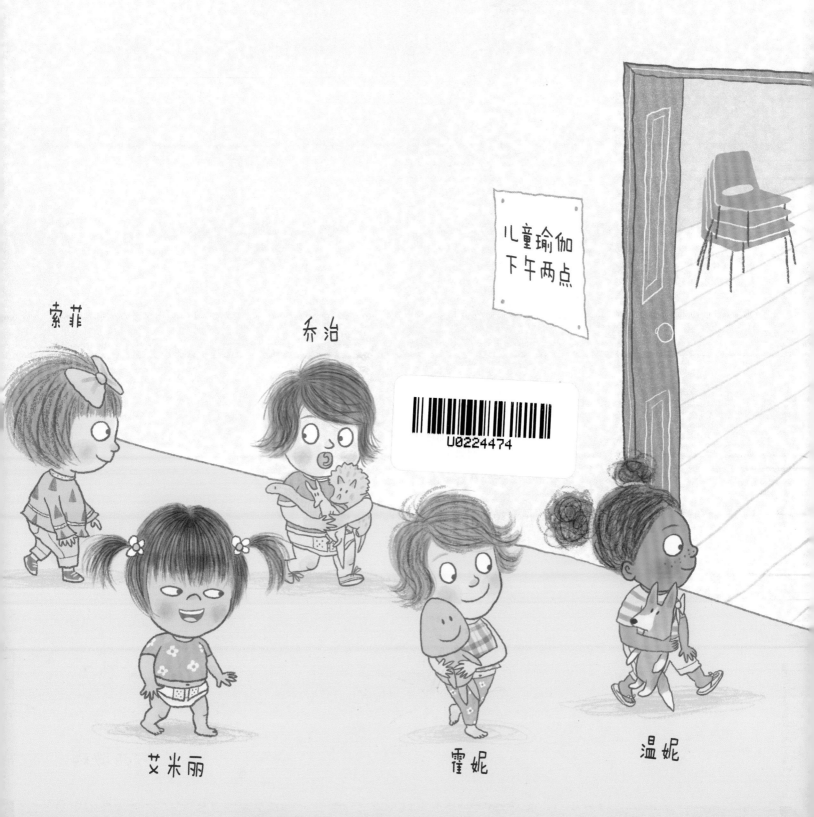

索菲

乔治

儿童瑜伽
下午两点

艾米丽

霍妮

温妮

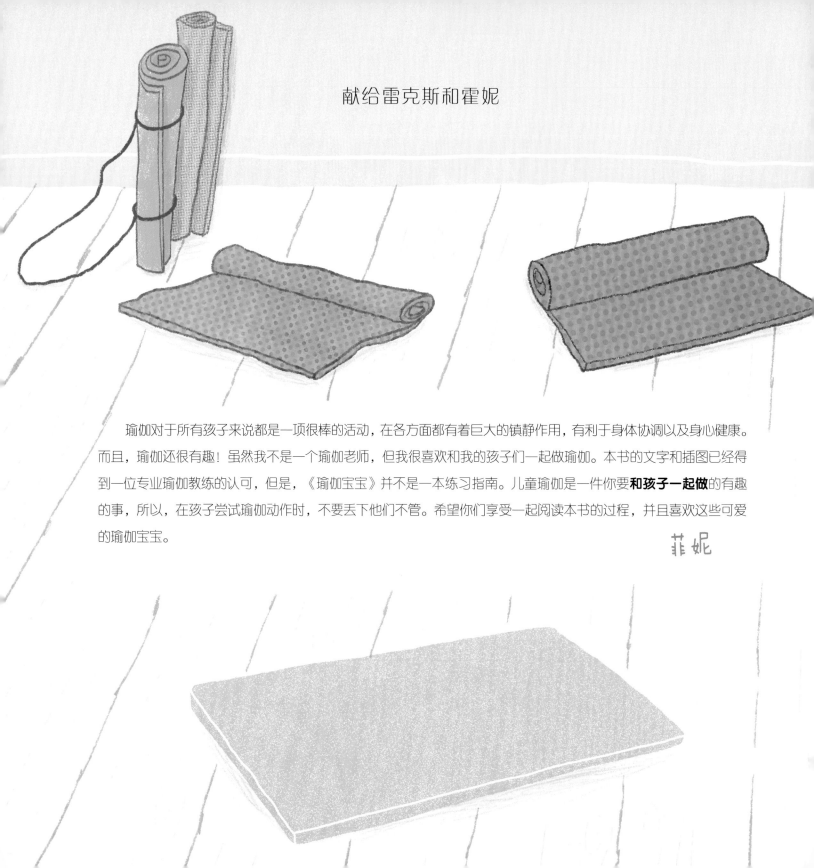

献给雷克斯和霍妮

瑜伽对于所有孩子来说都是一项很棒的活动，在各方面都有着巨大的镇静作用，有利于身体协调以及身心健康。而且，瑜伽还很有趣！虽然我不是一个瑜伽老师，但我很喜欢和我的孩子们一起做瑜伽。本书的文字和插图已经得到一位专业瑜伽教练的认可，但是，《瑜伽宝宝》并不是一本练习指南。儿童瑜伽是一件你要**和孩子一起做**的有趣的事，所以，在孩子尝试瑜伽动作时，不要丢下他们不管。希望你们享受一起阅读本书的过程，并且喜欢这些可爱的瑜伽宝宝。

菲妮

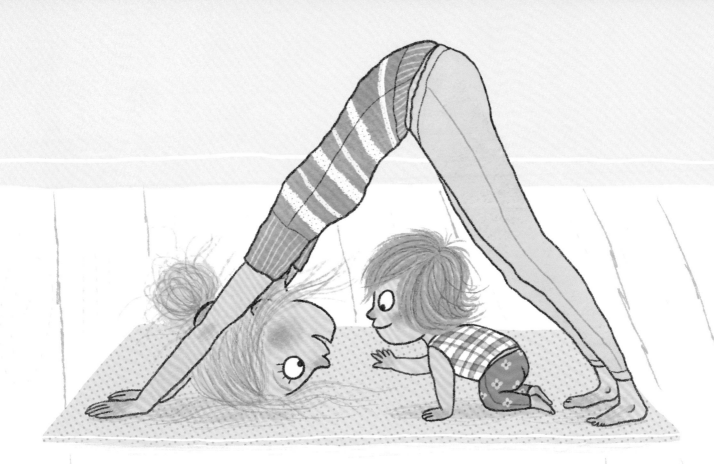

瑜伽 宝宝

[英]菲妮·科顿◉著　　[爱尔兰]希娜·邓普西◉绘

娟子◉译

北京联合出版公司
Beijing United Publishing Co.,Ltd.

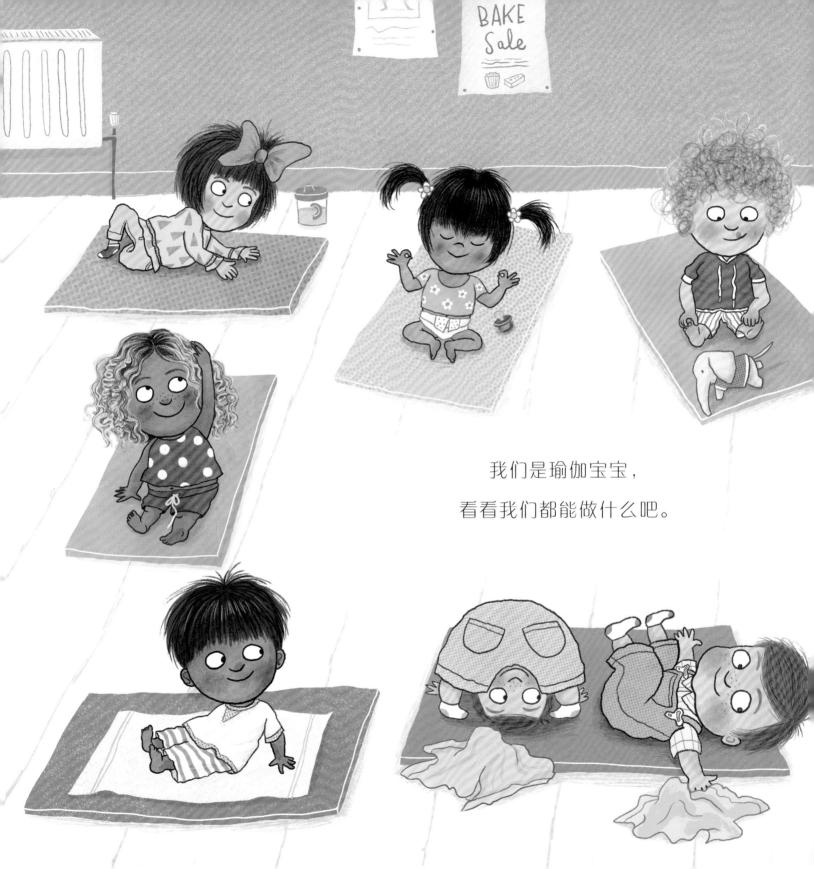

我们是瑜伽宝宝，

看看我们都能做什么吧。

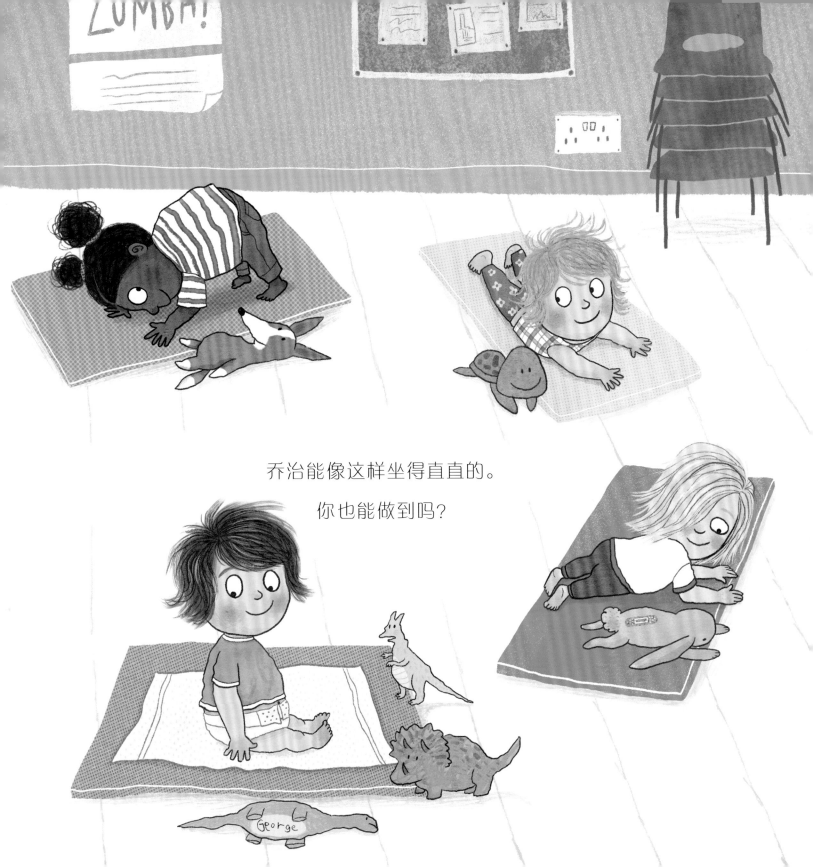

乔治能像这样坐得直直的。

你也能做到吗?

这是小霍妮，
她喜欢摸自己的鼻子。

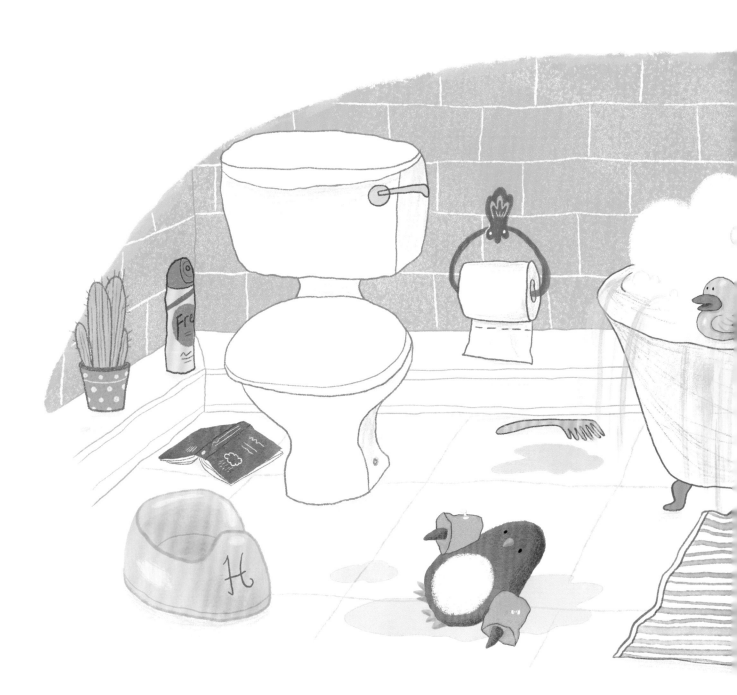

不是用她的小手指,
而是用她的小脚趾!

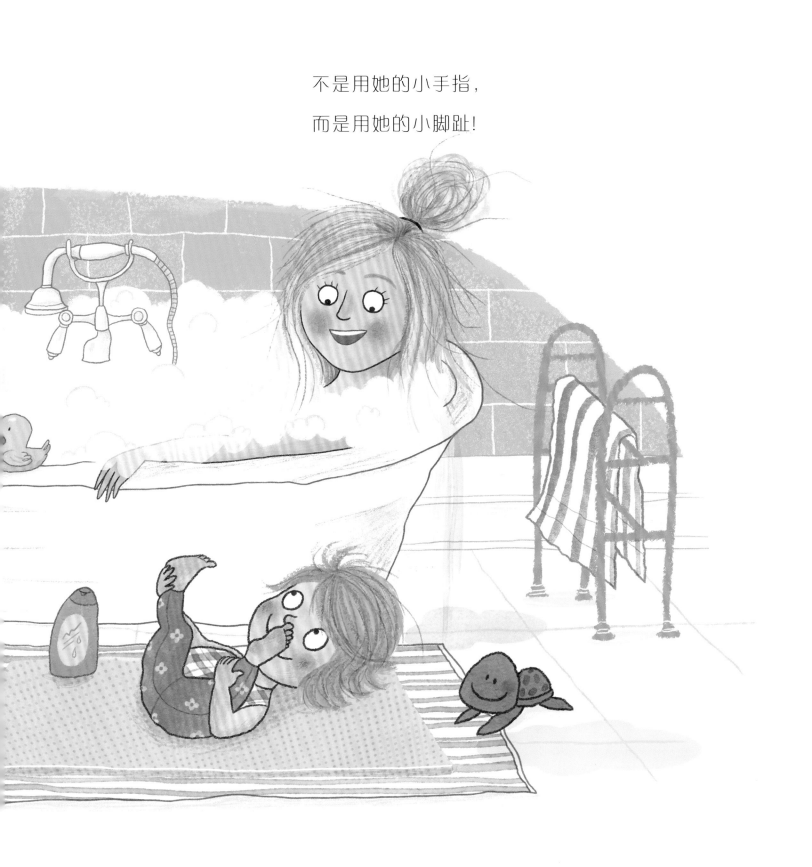

玛娅用身体搭起一座桥，
看看她是怎么弓起背的。

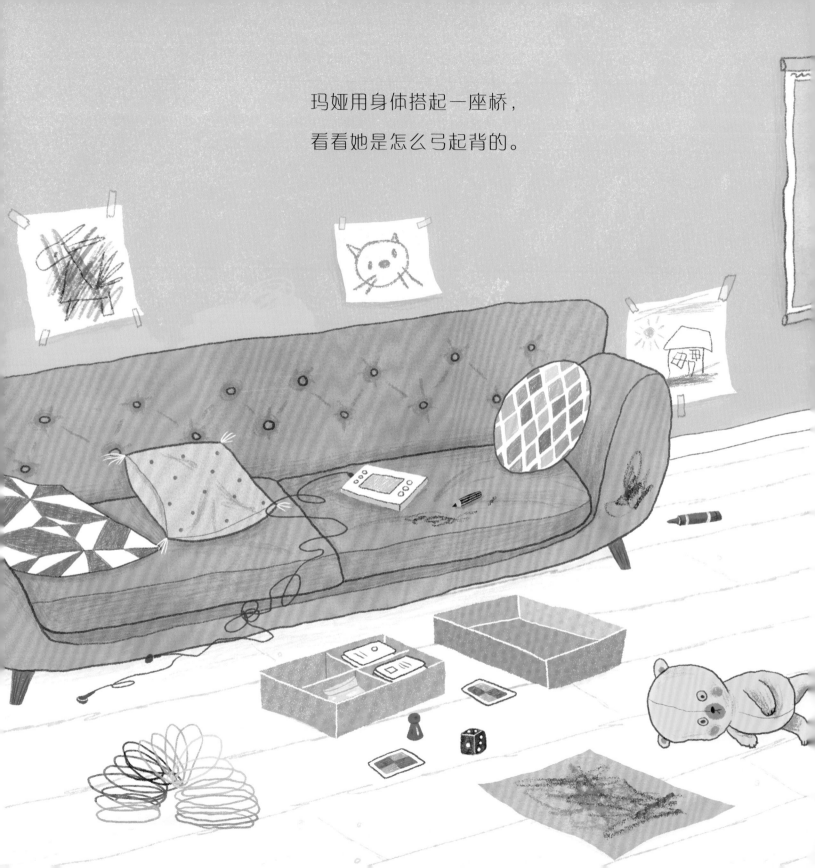

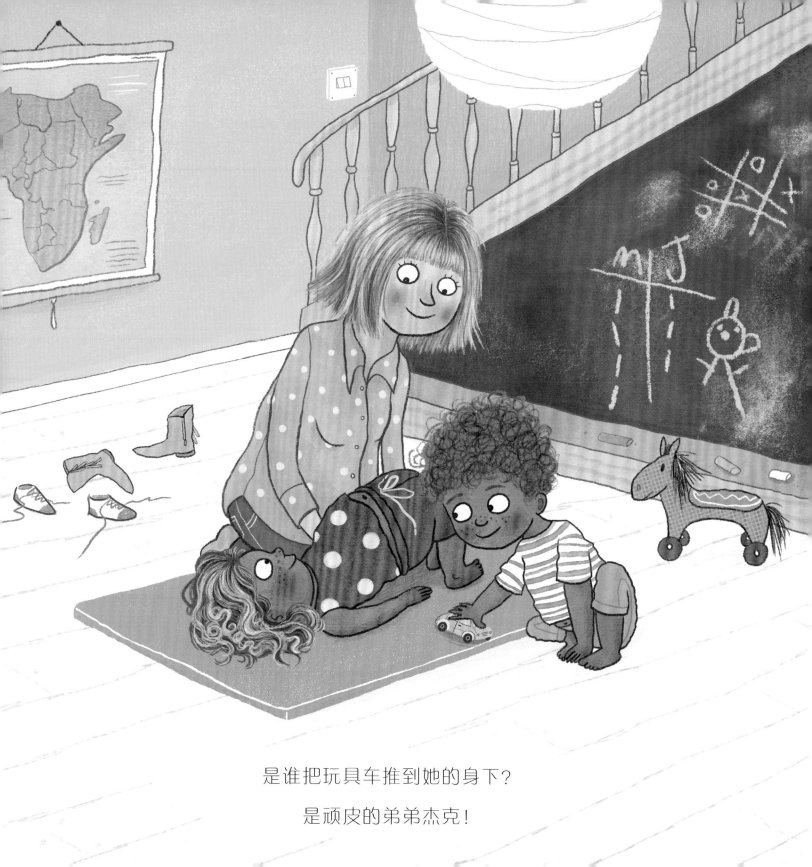

是谁把玩具车推到她的身下？

是顽皮的弟弟杰克！

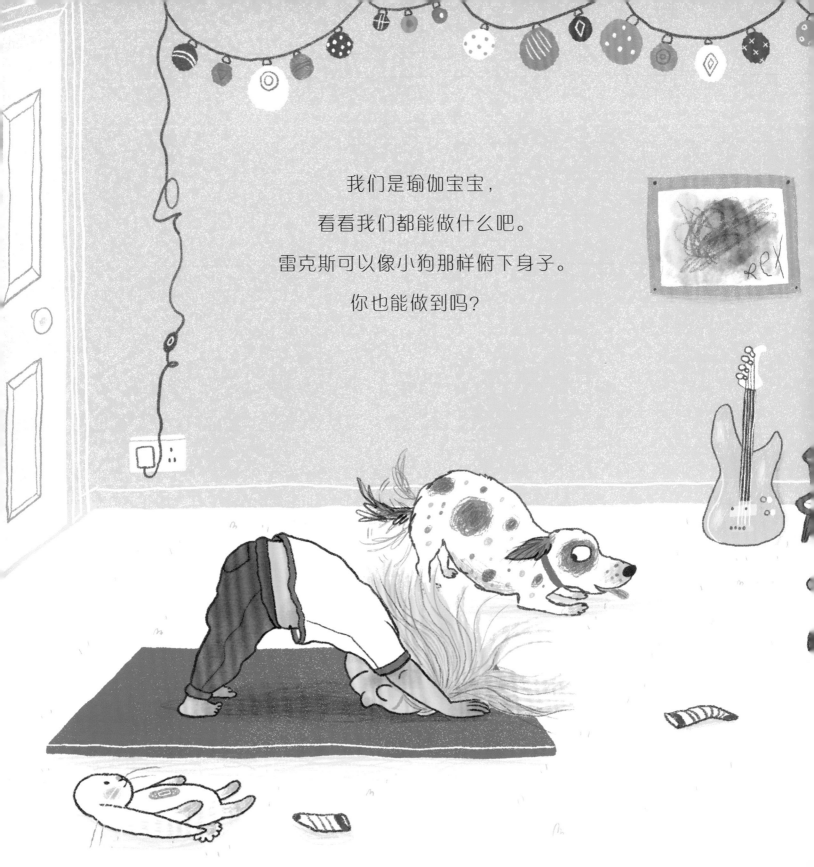

我们是瑜伽宝宝，

看看我们都能做什么吧。

雷克斯可以像小狗那样俯下身子。

你也能做到吗？

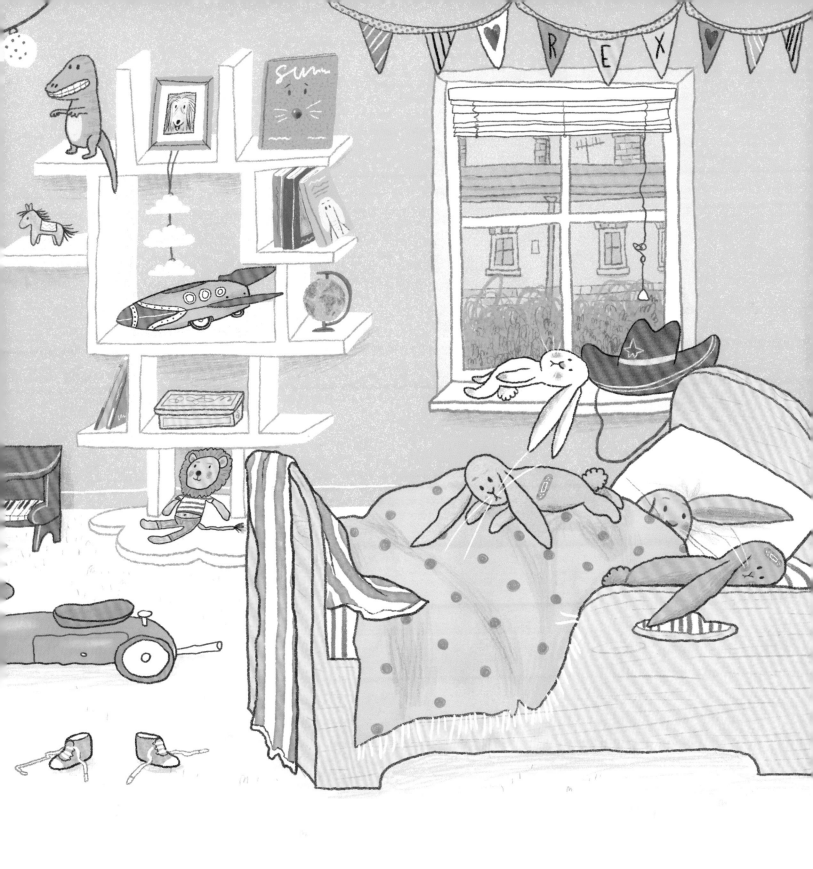

索菲和她的妈妈
度过了糟糕的一天。

弟病了……

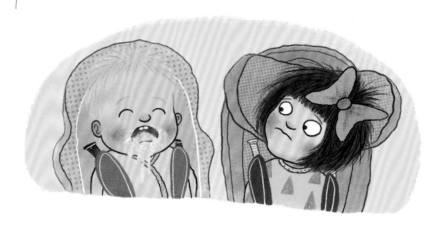

车坏了……

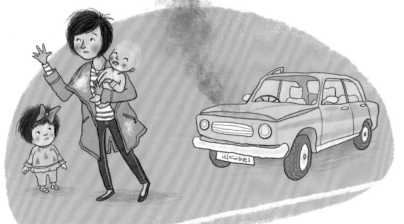

然后小猫跑走了……

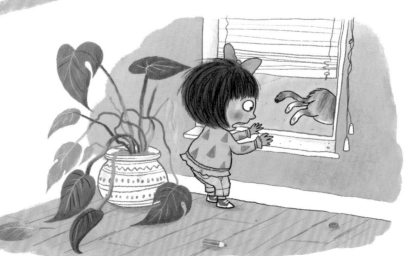

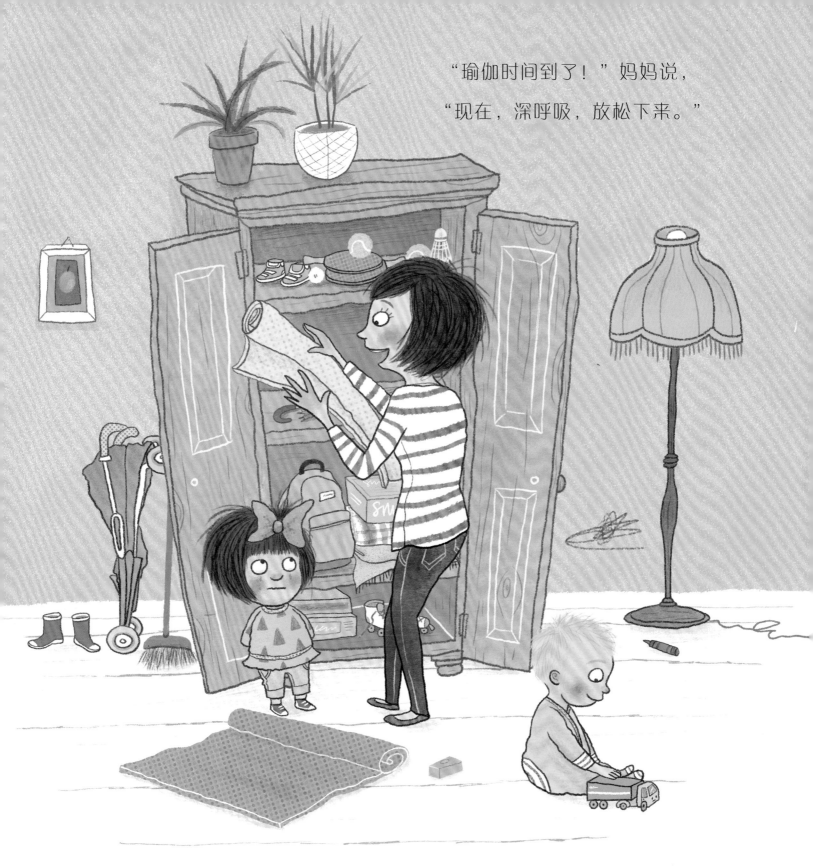

"瑜伽时间到了！"妈妈说，

"现在，深呼吸，放松下来。"

但有时候，如果有谁在你的背上，
你很难放松！

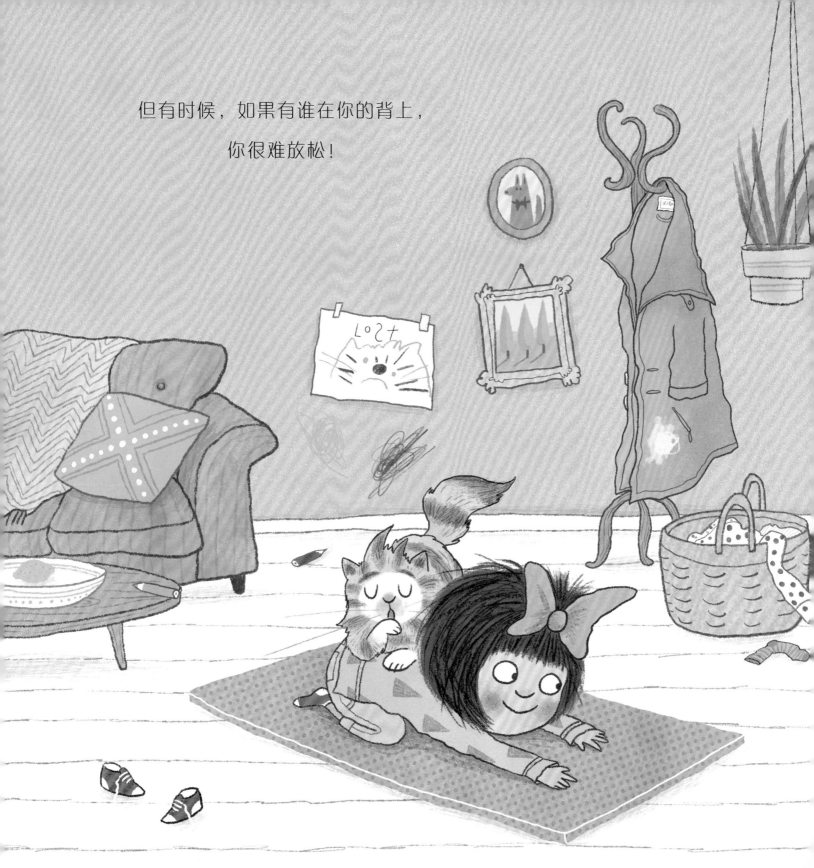

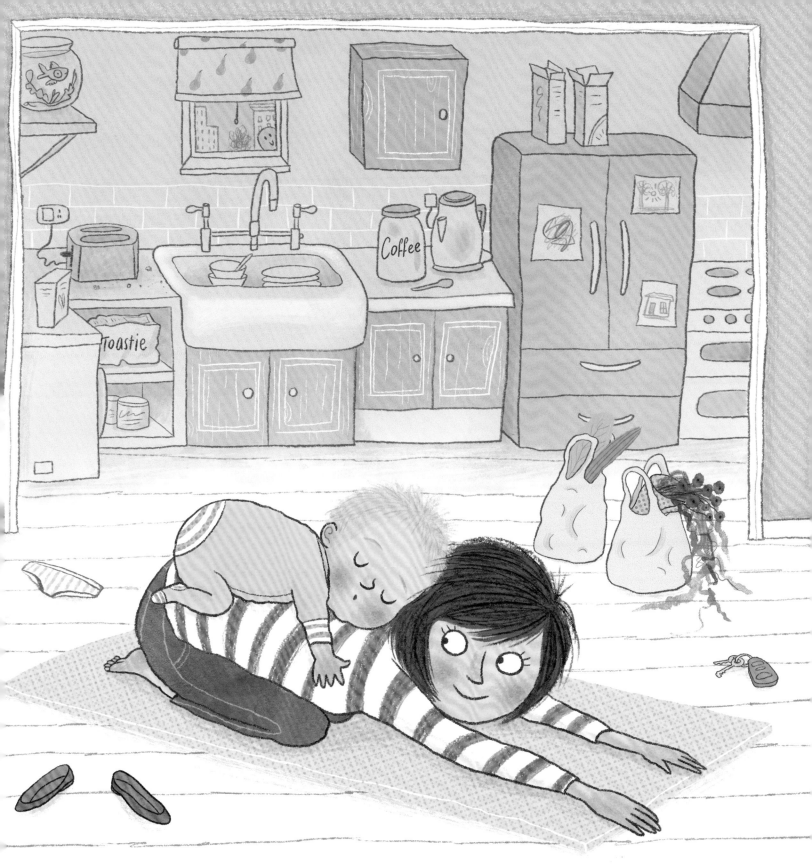

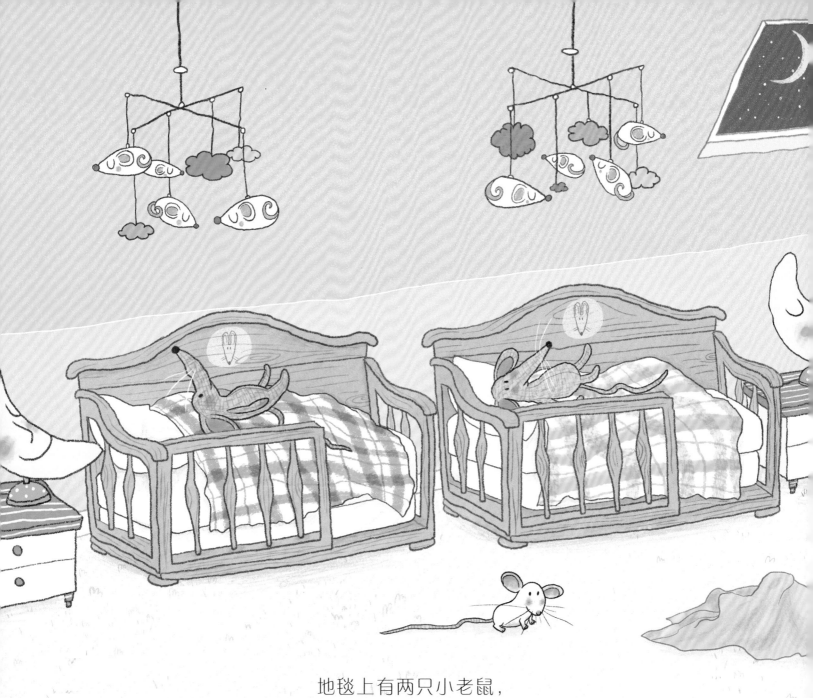

地毯上有两只小老鼠，

蜷缩得紧紧的、紧紧的。

那是摆成睡鼠一样姿势的汤姆和山姆——

今晚他们会睡个好觉了。

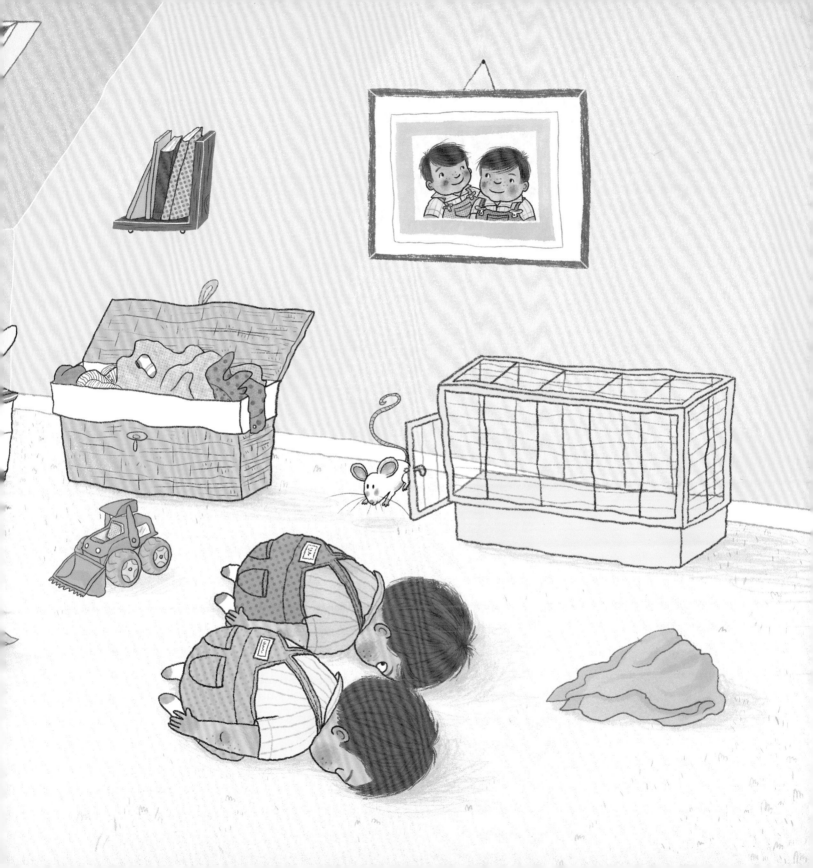

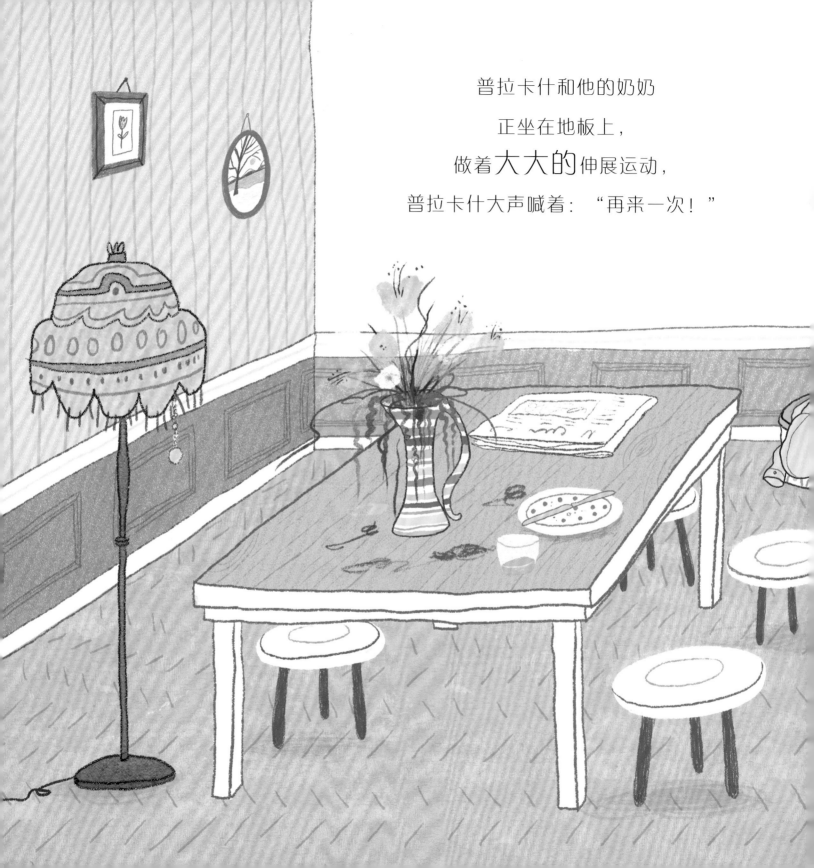

普拉卡什和他的奶奶
正坐在地板上,
做着大大的伸展运动,
普拉卡什大声喊着:"再来一次!"

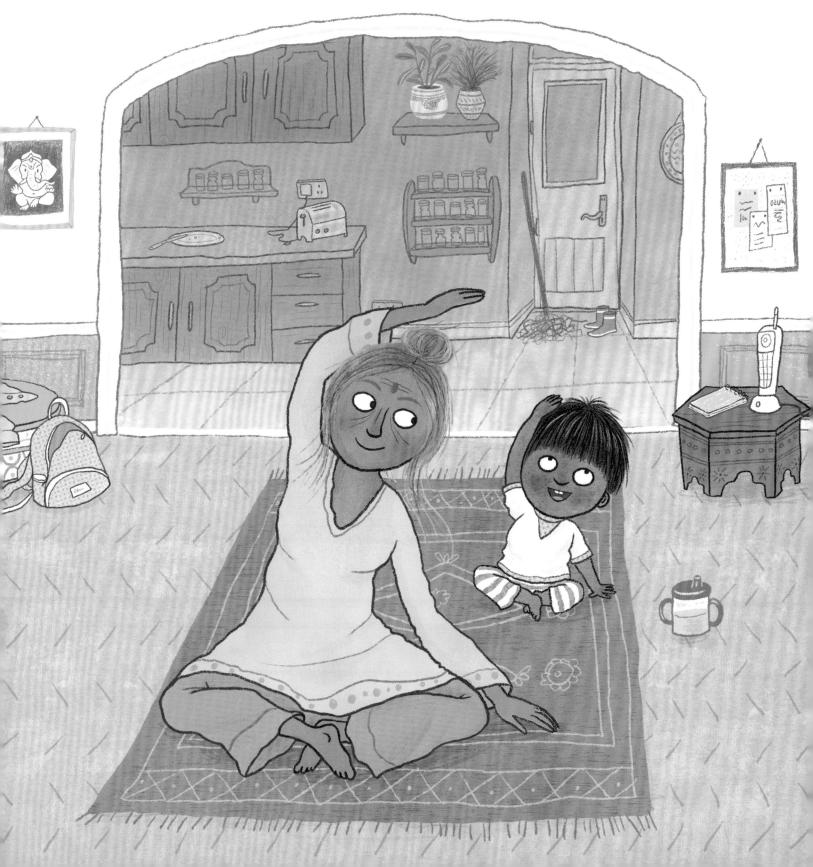

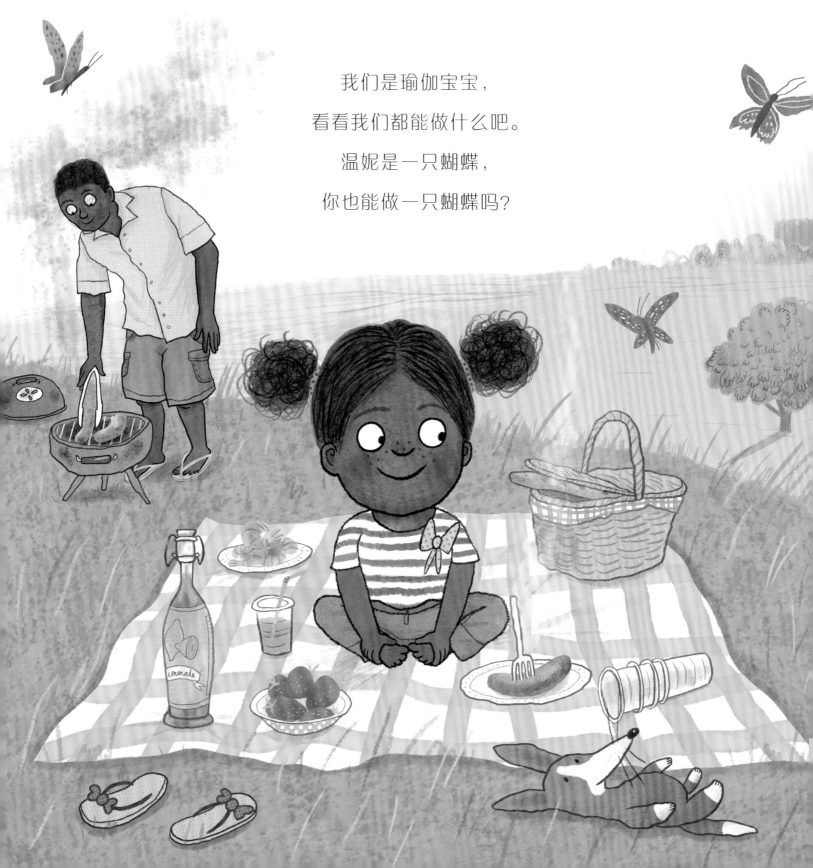

我们是瑜伽宝宝，
看看我们都能做什么吧。
温妮是一只蝴蝶，
你也能做一只蝴蝶吗？

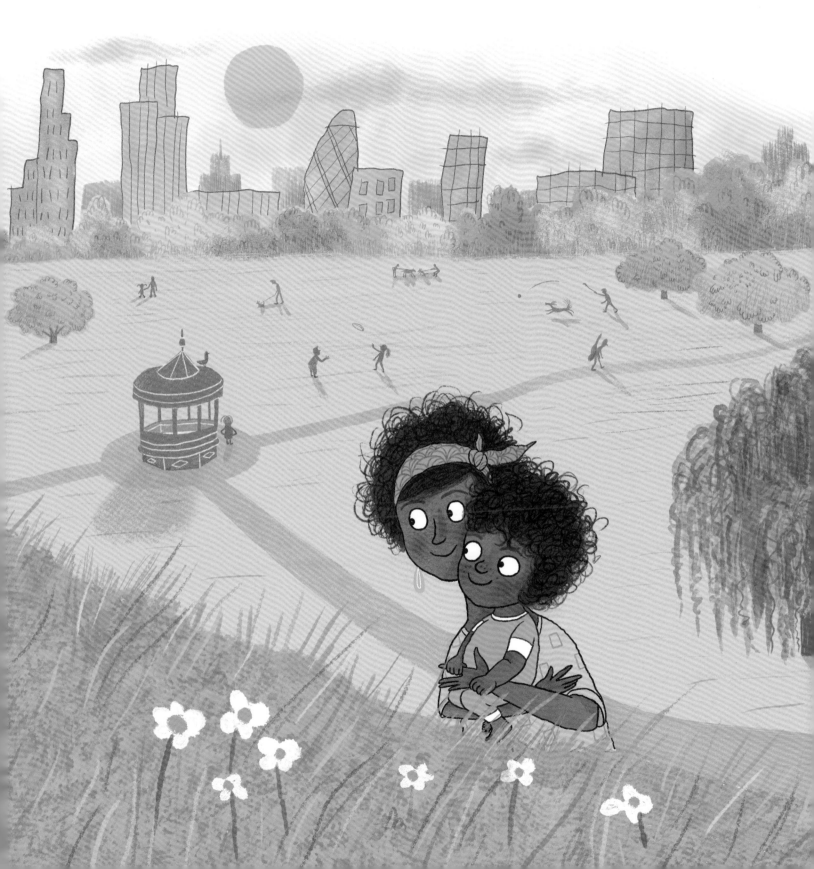

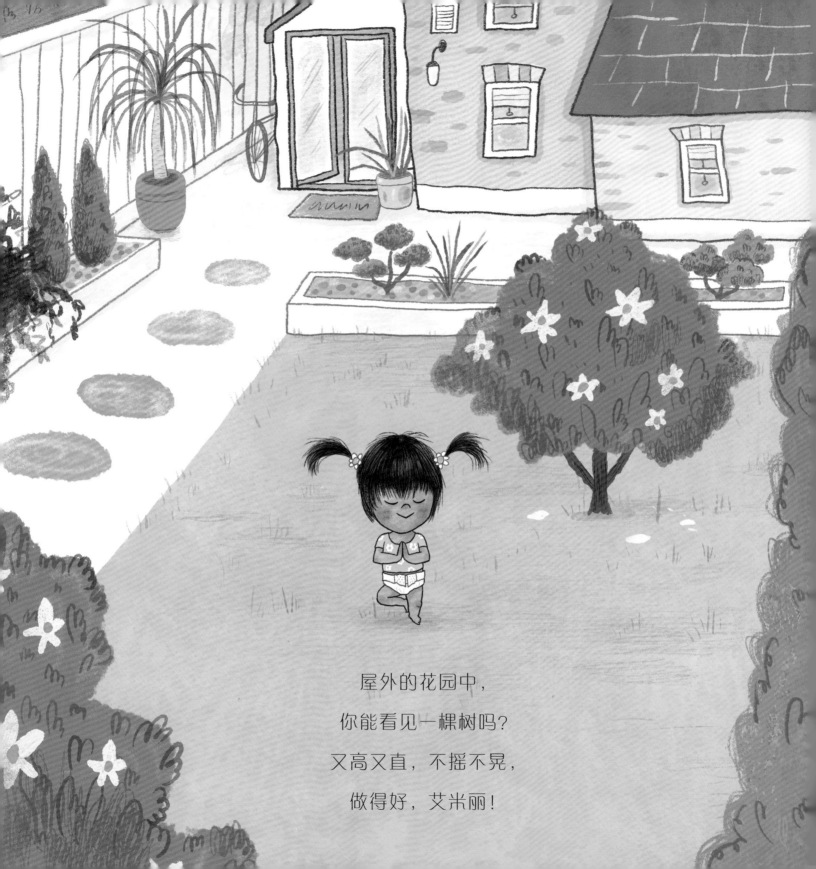

屋外的花园中，

你能看见一棵树吗？

又高又直，不摇不晃，

做得好，艾米丽！

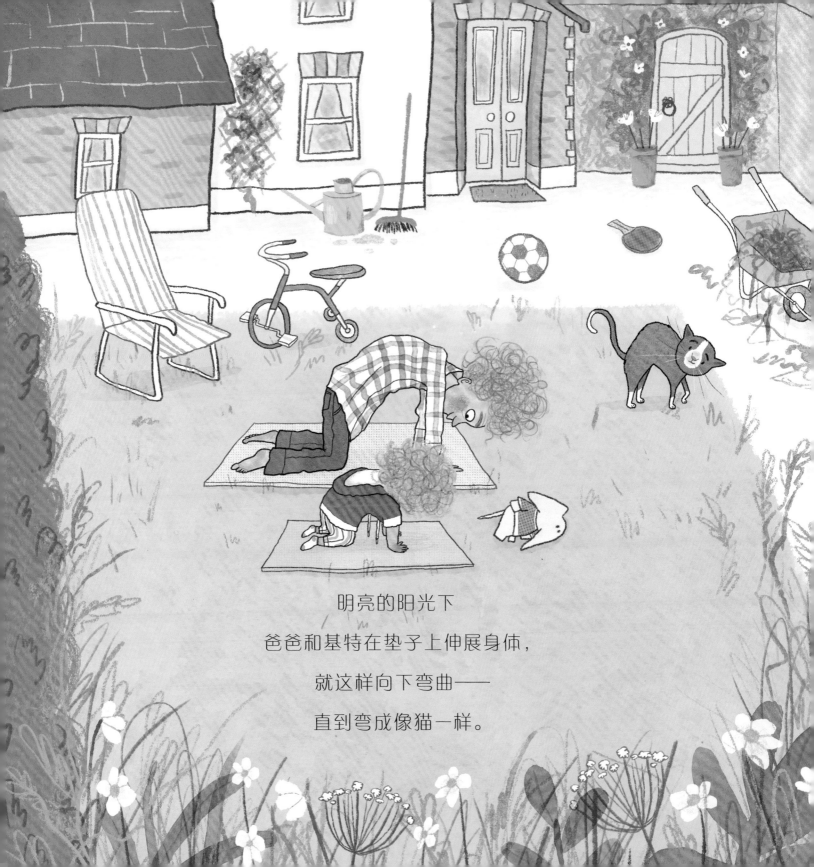

明亮的阳光下

爸爸和基特在垫子上伸展身体，

就这样向下弯曲——

直到弯成像猫一样。

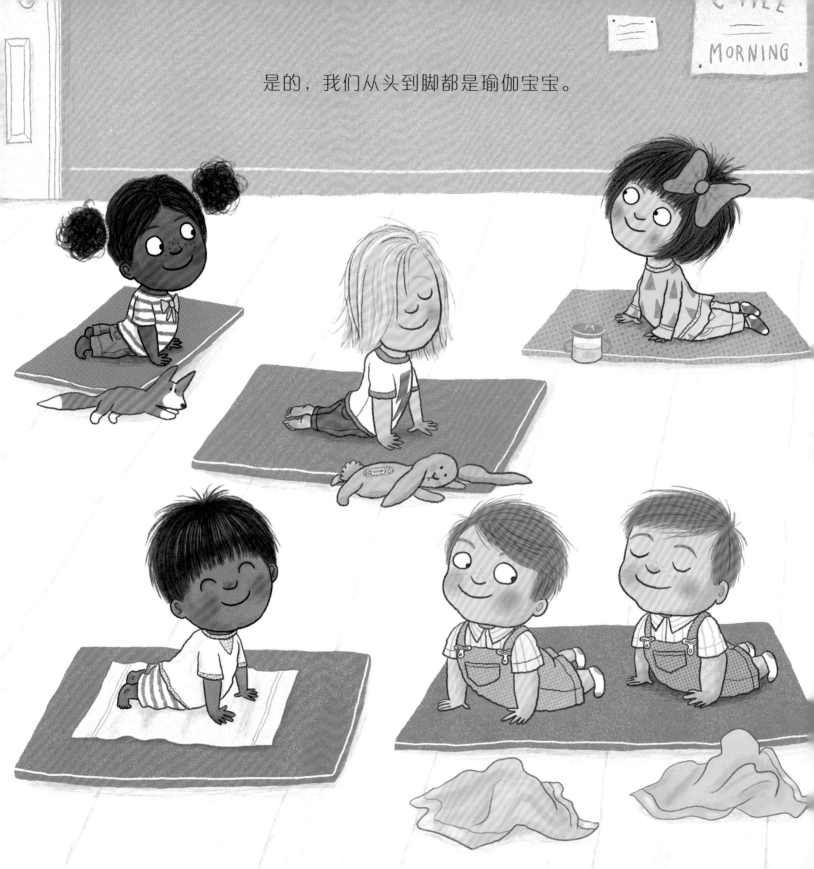

是的，我们从头到脚都是瑜伽宝宝。

我们伸展，呼吸，开心玩乐……

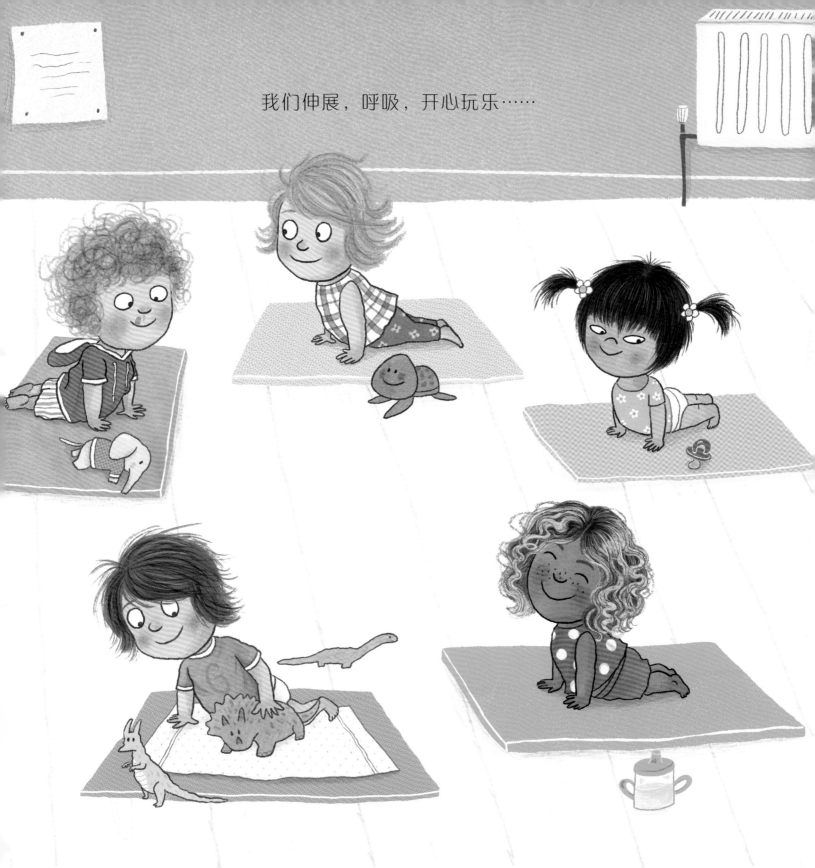

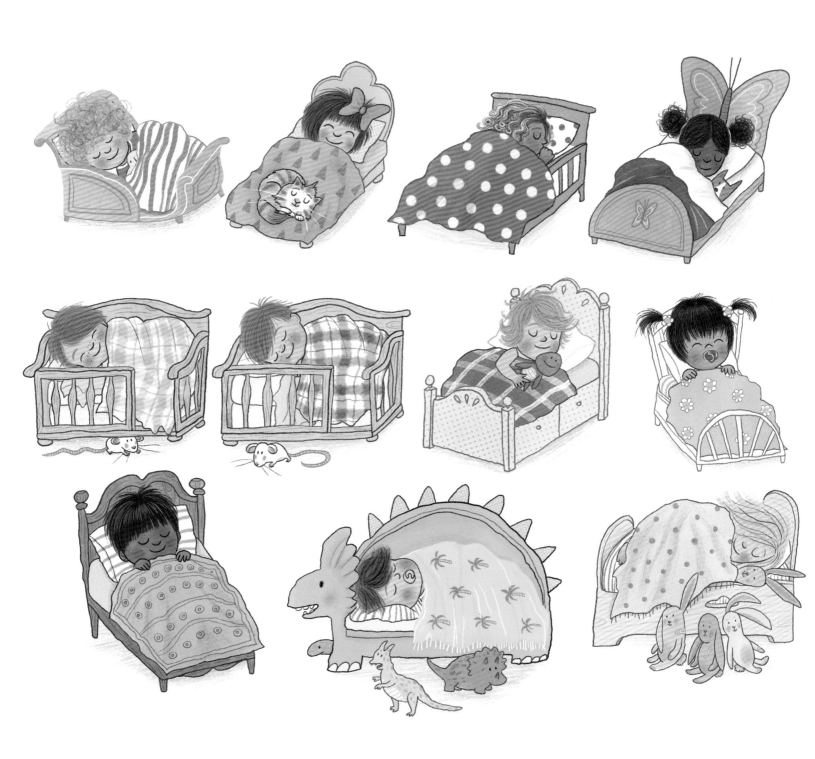

……然后，舒舒服服地躺在小床上，睡着了。

图书在版编目（CIP）数据

瑜伽宝宝 ／（英）菲妮·科顿著 ；（爱尔兰）希娜·邓普西绘 ；娟子译 ． — 北京 ： 北京联合出版公司，2020.8
ISBN 978－7－5596－4325－4

Ⅰ．①瑜… Ⅱ．①菲… ②希… ③娟… Ⅲ．①瑜伽－儿童读物 Ⅳ．① R793.51－49

中国版本图书馆 CIP 数据核字 (2020) 第 113303 号

Yoga Babies
Text by Fearne Cotton and illustrated by Sheena Dempsey
Text copyright © 2017 by Fearne Cotton
Illustration copyright © 2017 by Sheena Dempsey
Simplified Chinese translation copyright © 2020 by Beijing Tianlue Books Co., Ltd.
Published by arrangement with Andersen Press Ltd.
through Bardon-Chinese Media Agency
ALL RIGHTS RESERVED

瑜伽宝宝

著　者：[英] 菲妮·科顿
绘　者：[爱尔兰] 希娜·邓普西
译　者：娟　子
出 品 人：赵红仕
选题策划：北京天略图书有限公司
责任编辑：牛炜征
特约编辑：王佳怡
责任校对：罗盈莹
美术编辑：小虎熊

北京联合出版公司出版
（北京市西城区德外大街 83 号楼 9 层　100088）
北京联合天畅文化传播公司发行
北京尚唐印刷包装有限公司印刷　新华书店经销
字数 3 千字　787 毫米 ×1092 毫米　1/12　2$\frac{2}{3}$印张
2020 年 8 月第 1 版　2020 年 8 月第 1 次印刷
ISBN 978－7－5596－4325－4
定价：38.00 元

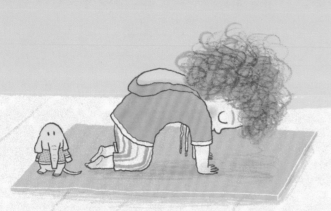

猫式

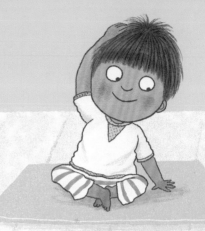

彩虹式

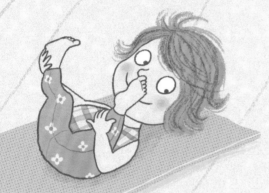

快乐婴儿式

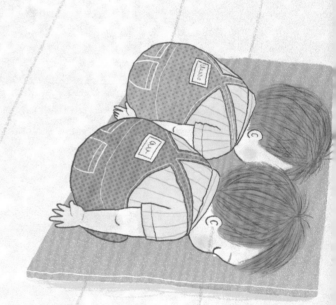

睡鼠式

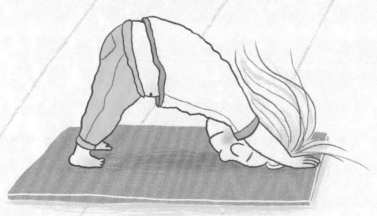

下犬式